SI MAMÁ NO ESTÁ FELIZ, NADIE ESTÁ FELIZ

El embarazo y la pelvis lesionada: Una guía para parejas y comadronas

Dr. William J. Ruch

Traducido por Rebecca Arroyo

Copyright © 2017 Dr. William J. Ruch All rights reserved.

ISBN-13: 978-1548980948
ISBN-10: 1548980943

Este libro es dedicado a la futura madre que necesita dar a luz de modo seguro y con la menor angustia y dolor posible...

y a mi madre, sin la cual este libro nunca hubiese sido escrito

INTRODUCCIÓN

Conocí por primera vez al Dr. William Ruch luego de que una lesión de espalda me dejó con un dolor severo. Fue el resultado acumulativo de más de dos décadas ejerciendo como comadrona y asistiendo a mujeres durante su parto. Años de torsión, giros y fuerza excesiva tuvieron repercusiones nocivas en mi cuerpo. Mi hija finalmente insistió en que viera al Dr. Ruch, así que fui, esperando poco. Luego de un tratamiento muy gentil, volví a mi auto y guíe a casa, todavía sufriendo de una gran cantidad de dolor y decepcionada. Me acosté para echar una siesta. Cuando desperté, me levanté y me tomó un momento darme cuenta que no tenía dolor. Me estiré, me doblé y me toqué los dedos de los pies; lloré de alivio.

Seguí visitando al Dr. Ruch y referí a mis colegas médicos y comadronas a verlo también. El Dr. Ruch trabajó conmigo y me ayudó a prevenir que me volviera a lesionar. Mientras hablábamos, él me explicó cómo mantener la pelvis femenina alineada, a su vez ayudando a las caderas, piernas y espalda a permanecer estable. Hablamos de las formas en que el embarazo y el parto cambian la pelvis femenina y pueden conducir a problemas de movilidad, dolor pélvico y otras dificultades. Luego me mostró algunas maniobras sencillas para enseñarles a mis clientas que durante el embarazo experimentan dolor pélvico, dolor de espalda y de caderas o piernas. Lo intenté y estaba tan encantada de ver a las mujeres que habían entrado a mi sala de examen, obviamente adoloridas, salir con sonrisas en sus rostros y un paso energético y alegre.

Yo referí a mis pacientes al Dr. Ruch cuando necesitaban ajustes más rigurosos. El resultado tras las visitas fue sorprendente. Mujeres que estaban a un paso de tener que dejar de trabajar y en riesgo de ser sometidas a discapacidad, narcóticos o habían recibido terapia física sin resultados, fueron capaces de funcionar plenamente y disfrutar del resto de sus embarazos con dolor mínimo o completamente desaparecido. Su metodología se basa firmemente en la ciencia anatómica y fisiológica. Es no-invasivo y funciona.

Espero que esto se convierta no sólo en parte de la educación quiropráctica, sino también de la educación de comadronas, osteopatía y medicina. Con frecuencia, las intervenciones más simples parecen tener el mayor impacto en la mejora de la salud. ¡Esta es una de ellas que seguramente hará feliz a mamá!

Sallie P. Hill, MSN, CNM

AGRADECIMIENTOS

Quiero agradecer a Rebecca Arroyo por traducir este libro. Su trabajo ha contribuido a poner esta información a la disposición de un público mucho más amplio.

Quiero agradecer a nuestra modelo, la "mamá en rojo". Ella fue muy amable y paciente con nosotros.

Quiero agradecer a Zoe y Zora por ayudar con la organización y la iluminación durante las sesiones fotográficas. Ellas hacen que el trabajo en la oficina sea placentero.

También agradezco a Kim Lemoine, quien formateo y editó este libro. Esto no habría ocurrido sin ella.

Por último, doy las gracias a la Dra. Victoria Nelson por sus ideas y apoyo.

TABLA DE CONTENIDO

RESUMEN 1

UNA LECCIÓN RÁPIDA DE ANATOMÍA 3

    Desalineamiento de la Pelvis 6

COMIENCE CON UNA EVALUACIÓN 13

MANIOBRAS PARA EL REALINEAMIENTO 19

    Halar pierna 19

    Empuje de huesos de la cadera 20

    El empuje hacia atrás 21

REVALUE 23

MANEJO DE LA PELVIS DURANTE EL EMBARAZO 27

UNA HISTORIA O DOS 31

RESUMEN

Este breve manual es para mujeres embarazadas con lesiones en las articulaciones de la cintura pélvica y los que las atienden antes, durante y después del parto. Está diseñado para ayudar al público general a evaluar y nivelar la pelvis de la mujer embarazada y disminuir el dolor y el estrés de cualquier lesión pasada en la pelvis.

UNA LECCIÓN RÁPIDA DE ANATOMÍA

En el adulto, la cintura pélvica es un complejo de tres huesos que incluye el sacro y los huesos de la cadera derecha e izquierda. Tres articulaciones unen los huesos de la cintura pélvica; las dos articulaciones sacroilíacas y la sínfisis púbica *(ver Figura 1)*.

El sacro es la base de la columna vertebral y la cintura pélvica, en conjunto, es el ancla para una parte sustancial del sistema muscular de la columna vertebral, las piernas, el tórax y el abdomen. Todos los músculos abdominales, de la cadera y del muslo se originan en la cintura pélvica, al igual que los dos grandes músculos de la espalda. Por lo tanto, no es extraño ver cómo la desalineación de la cintura pélvica puede afectar a cualquiera o todos estos grupos musculares, haciendo que se contraigan, se vuelvan hipertónicos (rígidos) o tengan espasmos. En mi experiencia clínica, la clave para entender la causa de la mayoría de los "dolores de espalda baja" es la pérdida de integridad y alineación de las tres articulaciones pélvicas.

En las Figuras 1a y 1b se ilustran algunos de los músculos directamente involucrados con la articulación sacroilíaca y el movimiento e integridad de la sínfisis púbica en conjunto con los ligamentos. Si los huesos de la pelvis se desalinean significa que los ligamentos han fallado o están heridos. Los músculos entonces intentarán sostener todo junto por medio de tensión.

Foto impresa con permiso de primalpictures.com

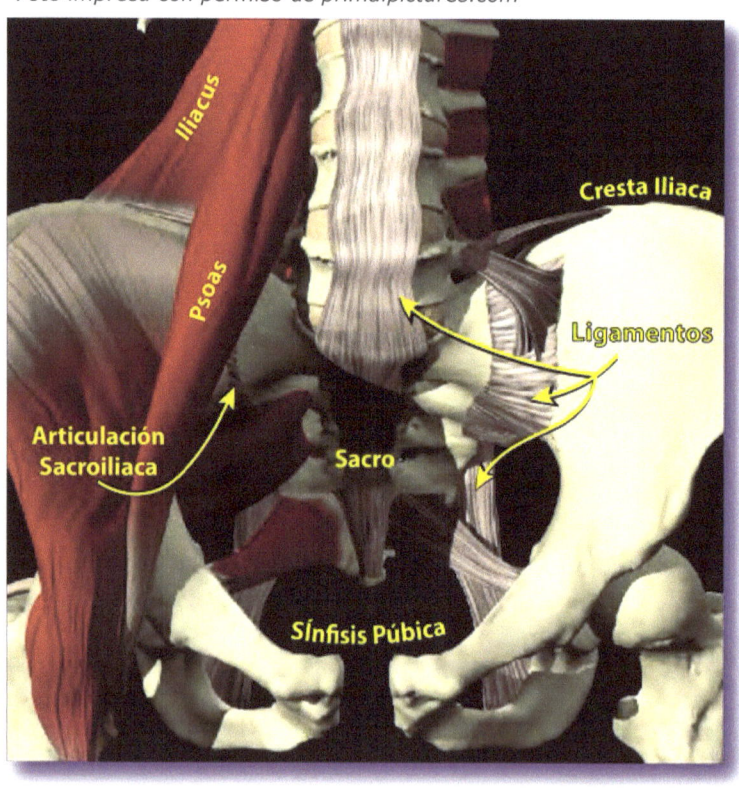

FIGURA 1a MÚSCULOS Y LIGAMENTOS DE LA CINTURA PÉLVICA

*Los **ligamentos** mantienen unidos los huesos pélvicos. Estos se pueden lastimar en caídas y accidentes causando el desalineamiento.*

FIGURA 1b
VISTA LATERAL
DE LA PELVIS

La espina iliaca anterior superior, o la EIAS por sus siglas en español, son los puntos frontales al final de las crestas iliacas.

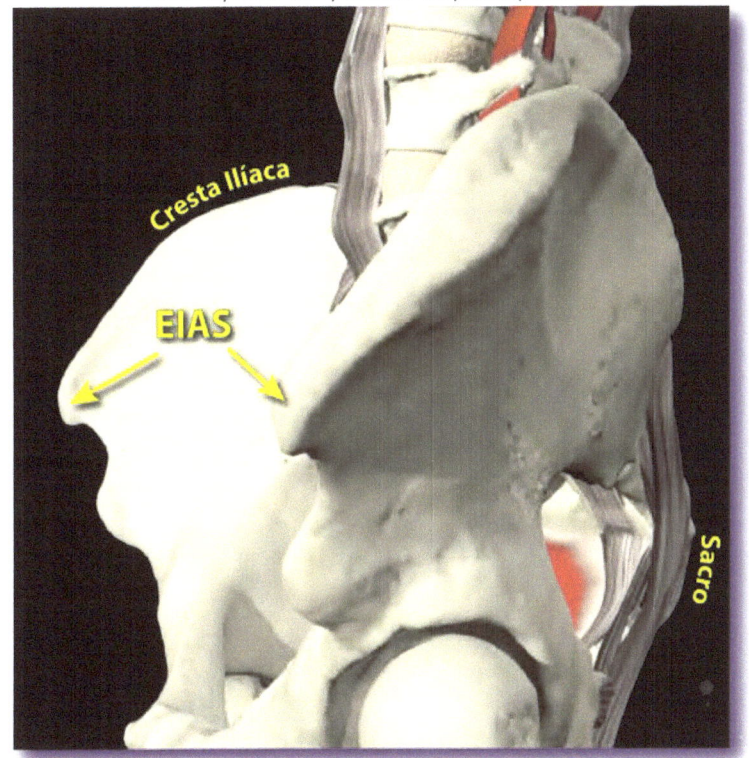

Foto impresa con permiso de primalpictures.com

Desalineación de la Pelvis

La desalineación del hueso de la cadera involucra las articulaciones sacroilíacas (SI) y la sínfisis púbica. Cuando estas se desalinean afectan adversamente a todos los músculos profundos y superficiales alrededor del abdomen. Los músculos posteriores (músculos de la espalda y los músculos profundos de la cadera) también son afectados. Los músculos psoas e ilíaco *(ver figura 1)* son neurológicamente reclutados para proteger las articulaciones lesionadas restringiendo su rango de movimiento. Dicha desalineación puede desplazar los órganos abdominales lejos de los orígenes de sus nervios y arterias. Malestar muscular, dolor y rango de movimiento limitado serán sólo algunos de los síntomas clínicos.

El Sistema Nervioso

Todos los tejidos y las articulaciones del cuerpo están ligados a varios tipos de sensores o nervios. Cuando una articulación está lesionada o desalineada, estos sensores hacen que los músculos se "protejan" o se contraigan durante períodos prolongados de tiempo. Estas contracciones pueden ser bastante incómodas. Dado que muchos músculos importantes y sumamente utilizados se unen a la pelvis, las contracciones pueden causar una angustia extrema, ya que el paciente no puede moverse en lo absoluto sin que le provoque dolor. En el corazón de la pelvis está la sínfisis púbica. Cuando esta articulación está desalineada, sobreviene el caos.

Es extremadamente importante entender que los músculos que se encuentra en estado de defensa (espasmados) alrededor de la sínfisis púbica pueden, como cualquier otro músculo, ser aliviados *solamente cuando se corrige la desalineación* y se elimina la irritación neurológica dentro de la articulación. El sistema nervioso puede que nunca se adapte a los estímulos neurológicos que surgen debido a las aflicciones en las articulaciones—en otras palabras, alguien que sufre de disfunción o irritación en las coyunturas nunca se acostumbra a ella porque sus músculos siempre provocan impulsos nerviosos que causan la contracción de los músculos cuando los nervios perciben una articulación desalineada. La práctica común es prescribir narcóticos como tratamiento. Sin embargo, **los medicamentos sólo enmascaran el impulso nervioso de las coyunturas lesionadas.** Son una solución temporal y no tratan la causa.

La movilidad y la desalineación de la pelvis es controversial. Si alguna vez le ha sucedido, usted entiende lo frustrante que puede ser enfrentar al dolor y la confusión que conlleva el tratamiento de tales lesiones. Como quiropráctico practicante me encuentro con este tipo de lesiones durante cada hora que estoy atendiendo pacientes. Pero en la comunidad médica e incluso en mi profesión, existen desacuerdos tanto en la manera en que la movilidad es afectada por esta articulación, al igual que en si tan siquiera es posible que se produzca una desalineación de las articulaciones pélvicas. La gran mayoría de mi profesión ignora las articulaciones anteriores del cuerpo (las costillas), las articulaciones del esternón (clavícula), así como la sínfisis púbica.

Voy a intentar de hacer que este conjunto de "procedimientos de re-alineación" sean tan fáciles para el ayudante y tan cómodos para la paciente como sea posible. Utilizaremos una evaluación de la parte anterior (frontal) de su pelvis *(ver Figura 2A)*. La figura que se muestra es el frente de la pelvis y será el único enfoque que utilizaremos. Hay dos puntos de referencias óseos en la parte frontal de la pelvis: la Espina Ilíaca Anterosuperior (EIAS) izquierda y derecha y la Sínfisis Púbica *(ver Figuras 1A y 1B)*.

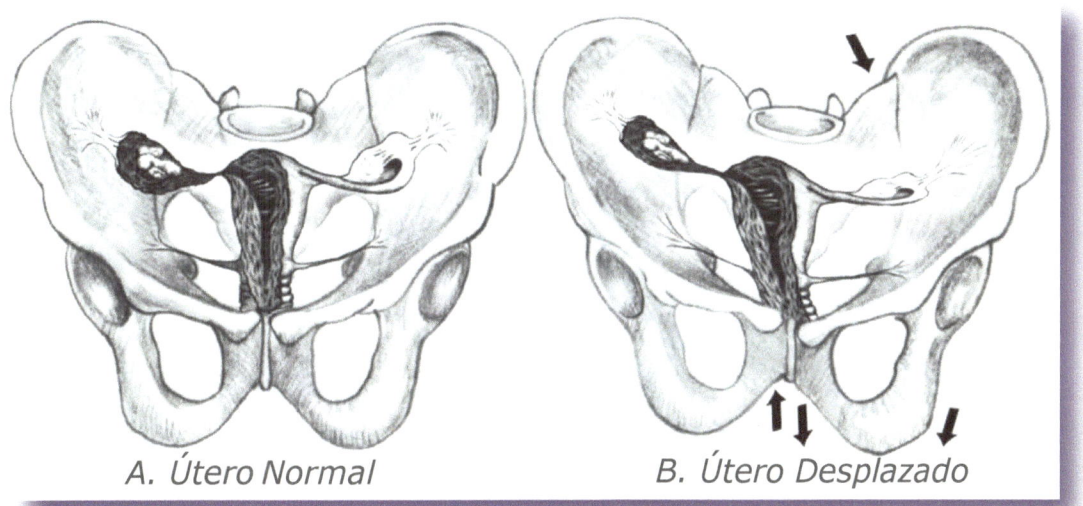

A. Útero Normal   B. Útero Desplazado

FIGURA 2A Y B DESPLAZAMIENTO DEL ÚTERO CON DESALINEAMIENTO PÉLVICO

El útero se desplazará hacia un lado a consecuencia del desplazamiento de los huesos pélvicos. Esto puede ser doloroso, debilitante y responsable de partos difíciles.

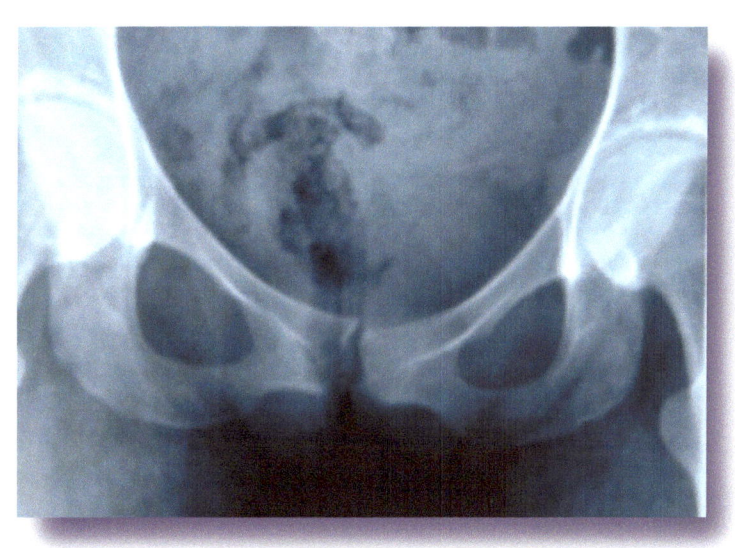

FIGURA 3. RADIOGRAFÍA DE UNA PELVIS DESALINEADA CON AIRE INYECTADO EN EL ÚTERO

Note la asimetría y el desalineamiento de los huesos púbicos y el desplazamiento del útero.

Una variedad de síntomas puede resultar de la desalineación de las articulaciones pélvicas, incluyendo infertilidad, problemas urogenitales e intestinales. En una pelvis femenina normal, el ligamento ancho se estira entre medio de los dos huesos de la cadera, suspendiendo los ovarios y el útero *(ver Figura 2)*. Cuando la cintura pélvica se desalinea, el ligamento ancho se vuelve sesgado *(ver Figura 2)*. Esto cambia la posición de los ovarios y el útero en la cavidad abdominal y puede exacerbar cualquier problema que pueda existir; la examinación pélvica puede revelar musculatura tensa y tierna en un lado y el útero traccionado hacia el mismo lado *(Ver Figura 3)*.

Observe el desplazamiento hacia la derecha de las estructuras ginecológicas y la desalineación pélvica. (El lado izquierdo de esta imagen es el lado derecho del individuo). Observe el desalineamiento de los huesos púbicos y la apariencia asimétrica en la pelvis baja. En la última etapa del embarazo, este cambio, con un feto en el útero, hará que el feto "se siente" o "presione" en el músculo psoas. Esto hará difícil o imposible caminar. Este desplazamiento es responsable de algunas de las posiciones de nalgas que ocurren. Creo que un gran porcentaje de patología ginecológica puede ser el resultado de un trauma pélvico no resuelto. La corrección de la pelvis desalineada ha demostrado clínicamente aliviar o revertir estas condiciones.

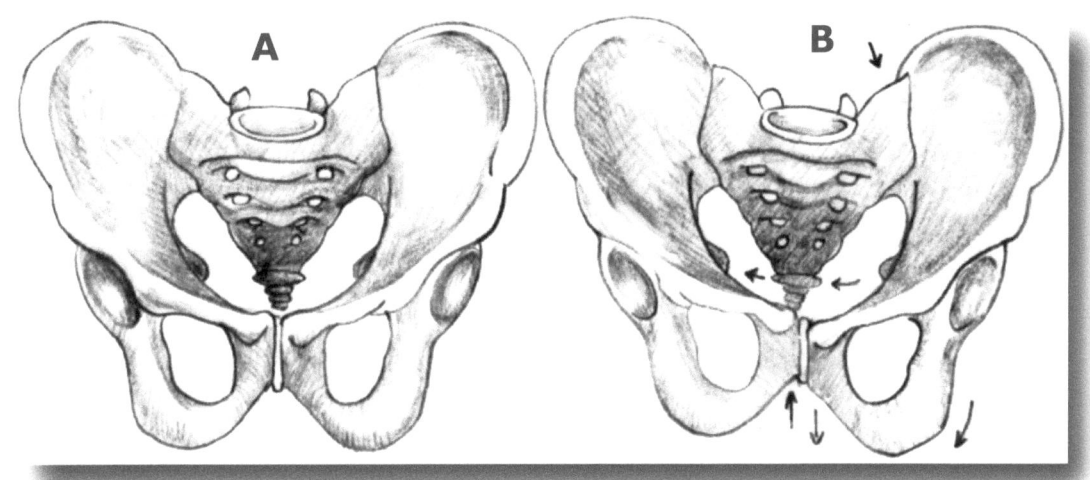

FIGURA 4 A Y B. EL DESPLAZAMIENTO DE UN HUESO PÉLVICO HACIA ARRIBA RELATIVO AL OTRO

Figura 4 A) muestra una pelvis alineada y B) muestra la cadera desalineada hacia arriba. Observe que el desalineamiento envuelve la EIAS y la cresta de cada hueso, no solo la sínfisis púbica.

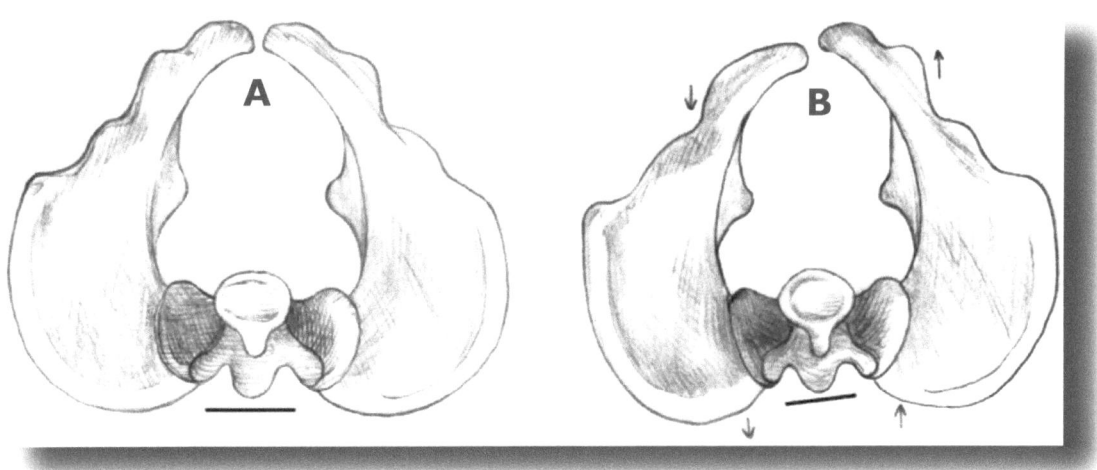

FIGURA 5 A Y B. EL DESPLAZAMIENTO HACIA ADELANTE DE UNA CADERA A LA OTRA.

En la figura 5A la pelvis es alineada. En la figura 5B la cadera derecha está delante de la otra. Esto se puede sentir al tocar la parte frontal de la pelvis. (ver figura 11).

El embarazo y la pelvis requieren atención especial si hay antecedentes de lesiones en las articulaciones pélvicas. Este protocolo es apropiado para mujeres en sus últimas etapas del embarazo cuando los patrones de distorsión pueden ser significantes, pero de igual manera pueden ser usados durante todo el embarazo. Desplazamiento significativo entre los huesos púbicos es un factor principal en la producción de dolor *(Ver Figuras 4A y B de la página anterior)*. **Evaluar el patrón de desalineamiento es crítico.**

COMIENCE CON UNA EVALUACIÓN

Coloque a mamá en una posición acostada, boca arriba con inclinación hacia arriba *(vea la Figura 6)*. Haga que mamá encuentre su EIAS en cada lado *(vea la Figura 7)*. Observe cualquier asimetría y ternura. El ayudante debe verificar los hallazgos *(vea Figura 8)*. Luego haga que la paciente encuentre su sínfisis púbica, si puede. Puede ser que tal vez mamá no pueda alcanzarlo. En cualquier caso, el ayudante debe palpar la sínfisis púbica empezando por la EIAS en cada lado, buscándolo con los dedos mientras palpa debajo del abdomen hasta que alcancen la línea media. Si el área se encuentra sensitiva o hay dolor, entonces la sínfisis púbica probablemente está desalineada, especialmente si se observa asimetría en la EIAS *(ver Figura 9)*.

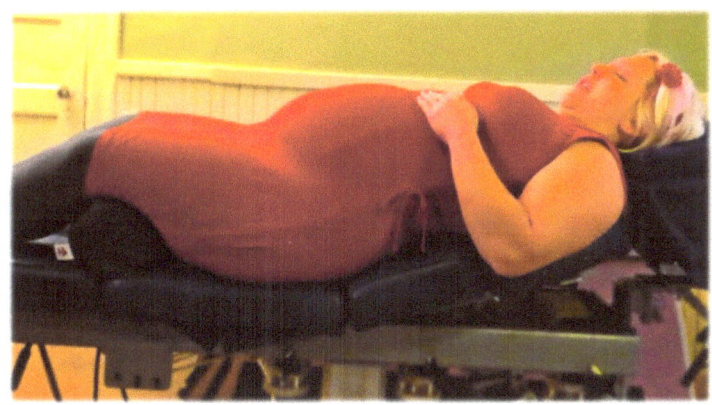

Figura 6 POSICIÓN INCLINADA BOCA ARRIBA

Esta usualmente es la posición más cómoda para la mamá en lugar de plana sobre su espalda.

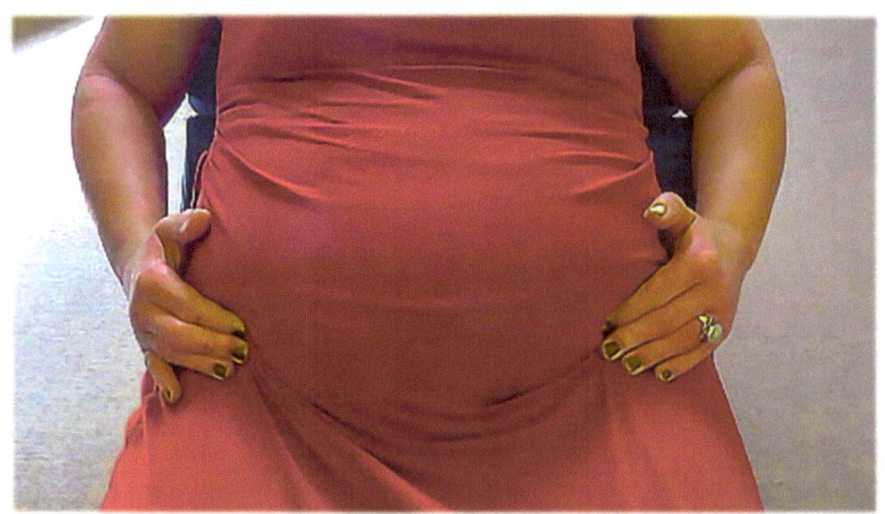

Figura 7 MAMÁ ENCUENTRA SU ESPINA ILIACA ANTERO-SUPERIOR (EIAS) EN CADA LADO

Haz que mamá ponga sus dedos en cada lado de sus EIAS y note cualquier asimetría en altura y posterioridad. El EIAS izquierdo de esta mamá se encuentra superior y posterior relativo al lado derecho.

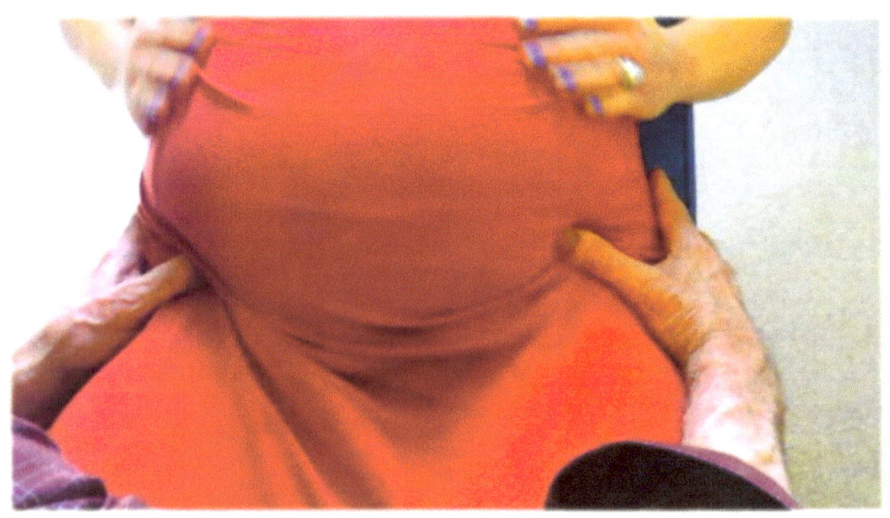

Figura 8 El AYUDANTE VERIFICA LAS POSICIONES DEL EIAS EN CADA LADO

Los pulgares del ayudante están en cada lado del EIAS para verificar que el EIAS izquierdo esta superior (más arriba) y posterior (más hacia atrás) comparado al lado derecho.

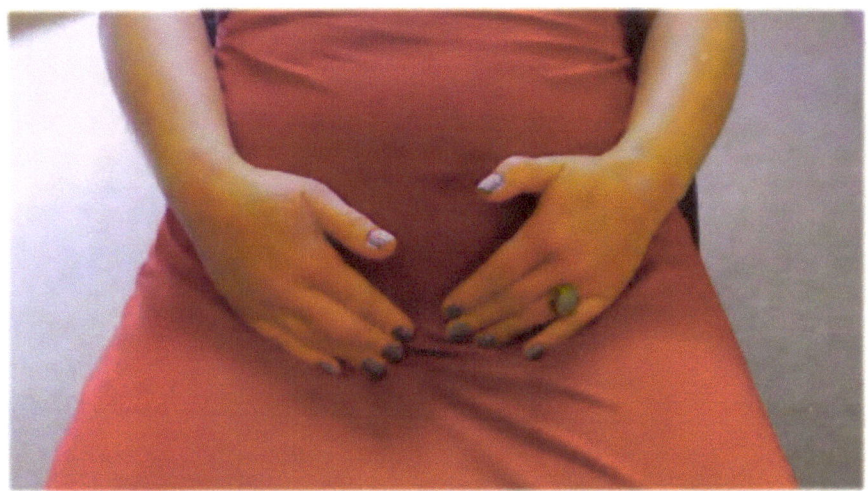

Figura 9 LA MAMÁ TOCA SU SÍNFISIS PÚBICA EN LA SUPERFICIE ANTERIOR

Esta mamá tiene dolor significativo en la sínfisis púbica. Note la posterioridad o posición hacia atrás de su mano izquierda.

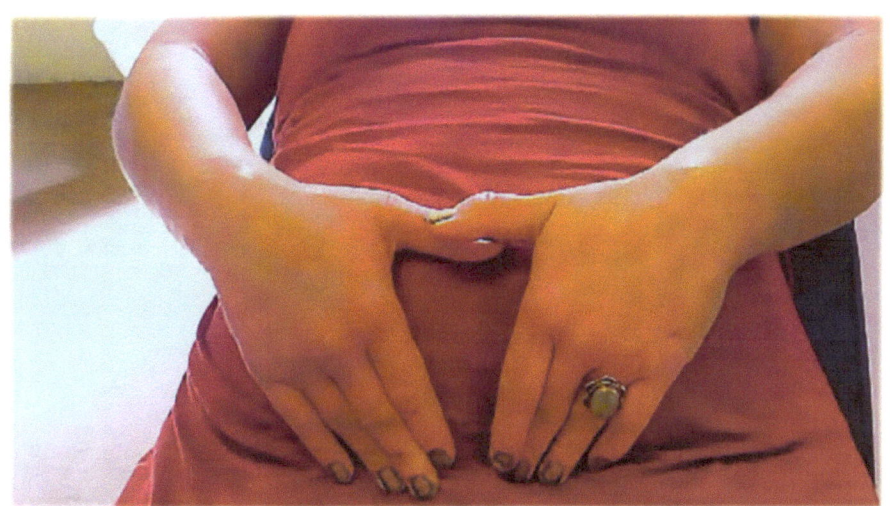

Figura 10 LA MAMÁ CONTACTA SU SÍNFISIS PÚBICA EN LA SUPERFICIE SUPERIOR (ARRIBA)

El desplazamiento superior de los huesos de la cadera es el más doloroso y debilitante de los patrones de desplazamiento.

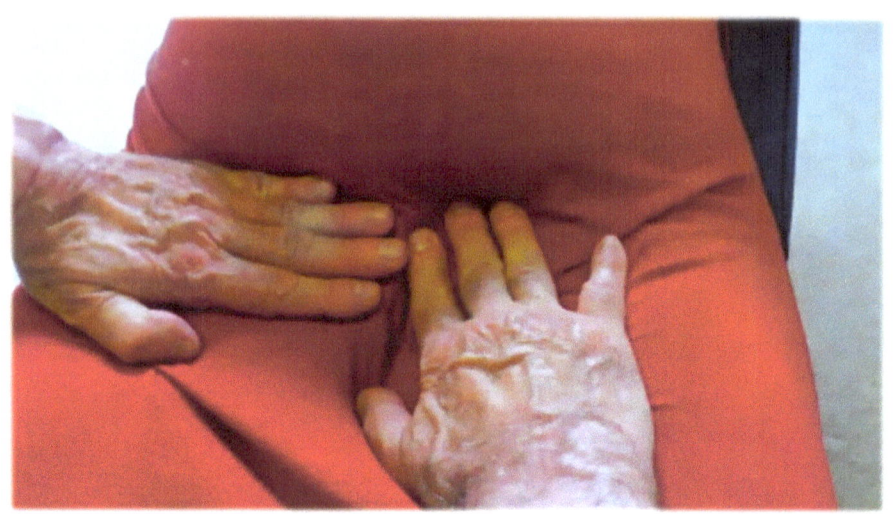

Figura 11 LAS MANOS DEL AYUDANTE ESTÁN EN LA PARTE ANTERIOR DE LA SÍNFISIS PÚBICA

Las manos del ayudante palpan (sienten o tocan) la superficie anterior de los huesos púbicos. A veces la madre es tan grande que ella misma no puede sentir sus propios huesos púbicos. El ayudante debe hacer esto por ella y notar cualquier desalineamiento y/o dolor. **Los objetivos son la reducción del desalineamiento y el dolor.**

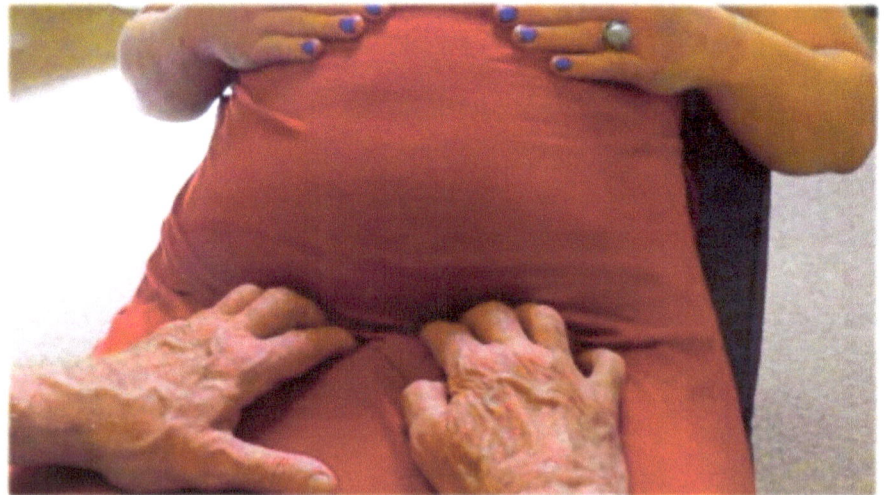

Figura 12 LAS MANOS DEL AYUDANTE ESTÁN EN LA PARTE SUPERIOR DE LOS HUESOS PÚBICOS.

Los dedos del ayudante palpan el tope de los huesos púbicos evaluando el patrón de desalineamiento. Note que la mano en el lado izquierdo del paciente se encuentra superior en comparación al lado derecho.

Las maniobras de realineamiento de los huesos púbicos están enfocadas en reducir o eliminar el dolor en el área de la sínfisis púbica. Si hay alguna ternura o dolor, usted necesita encontrar el lado posterior o hacia atrás de los dos huesos y luego el lado más superior o más hacia arriba del par de EIAS. Haz que la mamá contacte el tope de sus huesos púbicos, ver Figura 10. El ayudante puede que tenga que verificar el patrón de desalineamiento, ver Figura 11.

MANIOBRAS PARA EL REALINEAMIENTO

Halar Pierna/Empujar Huesos de la Cadera

Se halará el lado alto o superior de la pierna. La mamá tendrá su otra pierna recta contra el muslo del ayudante (ver figura 13). El pie de la mamá está contra la parte de arriba del muslo del ayudante, el ayudante tiene un agarre de la pierna opuesta en la parte superior de la pantorrilla (justo debajo de la rodilla) con una mano y alrededor del tobillo con la otra mano. Este proceso se hace de forma lenta, repetitiva y firme tomando en cuenta como la mamá está respondiendo al ajuste.

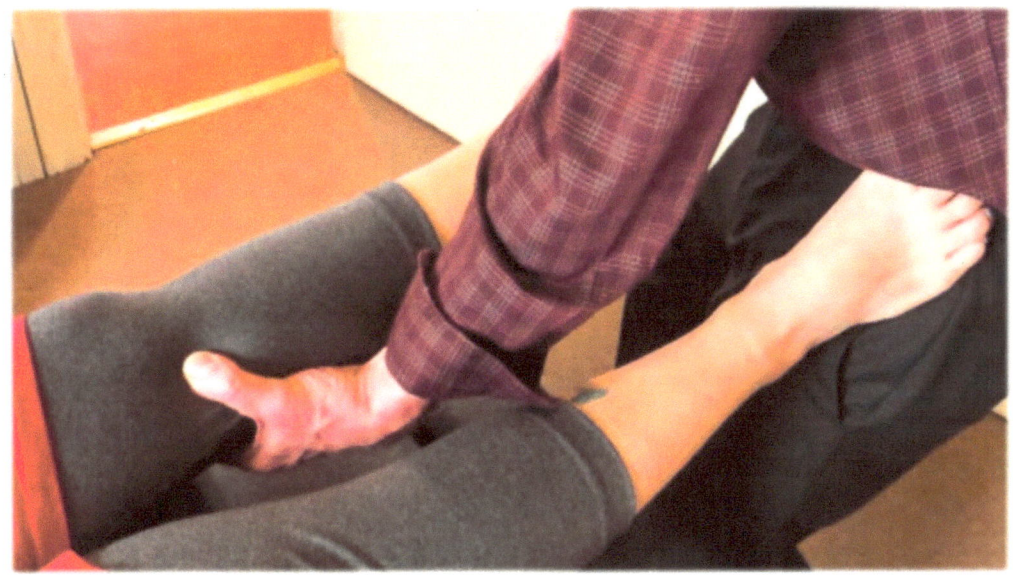

Figura 13 EJECUTANDO EL TIRÓN DE PIERNA

Realizar esta maniobra suavemente y repetitivamente en lugar de un solo tiro permite que se reduzcan las fuerzas. Este procedimiento se hace hasta que el tope de los huesos púbicos esté nivelado y el dolor haya desaparecido.

Una alternativa al tirón de pierna es el empuje de los huesos de la cadera *(ver Figura 14)*. El ayudante contacta la cresta iliaca y la parte superior del hueso de la pierna. El empuje se hace en dirección hacia los pies. Durante el parto activo puede que se tenga que realizar el empuje de los huesos de la cadera si el tirón de pierna no es cómodo o no es factible.

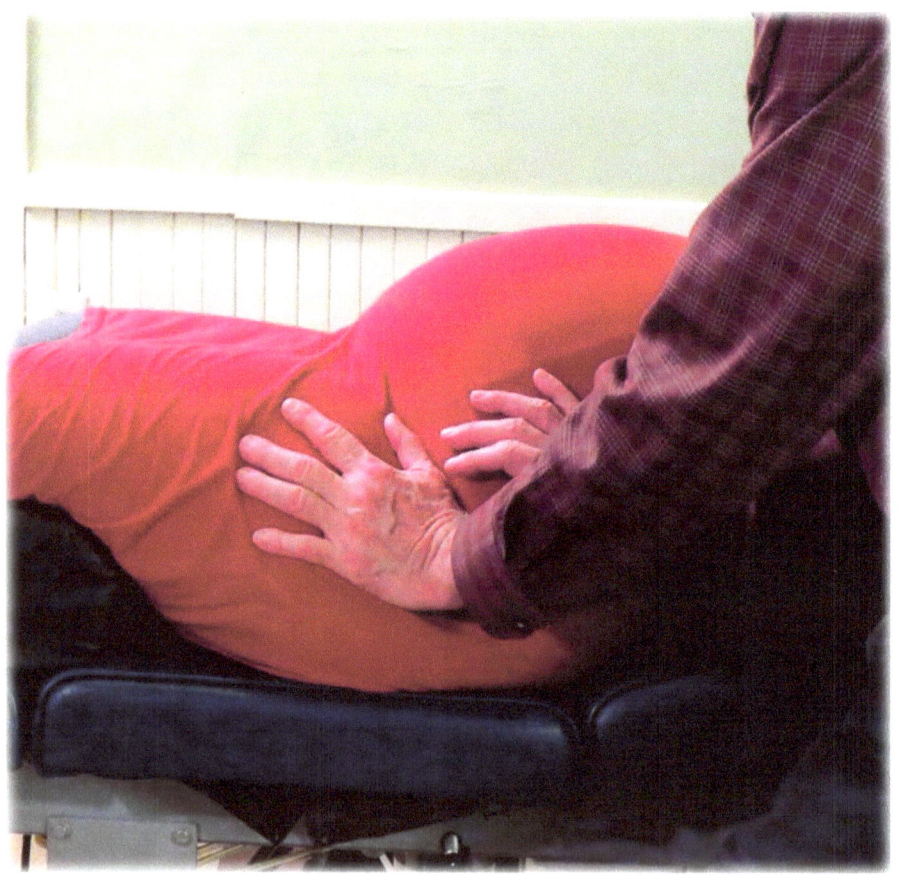

Figura 14 EMPUJE DE LOS HUESOS DE LA CADERA
El ayudante está contactando la cresta, el tope de los huesos de la cadera, y el tope del hueso de la pierna empujando hacia abajo en dirección hacia los pies.

El Empuje Hacia Atrás

Se colocará una almohadilla firme y pequeña o una cuña de espuma debajo del lado opuesto de la cadera que se encuentra anterior *(ver Figura 15)*. Las manos del ayudante se colocan en el muslo y la cadera del lado anterior y se empujan suavemente hacia la mesa o hacia atrás en un ángulo hacia la línea media de la madre *(ver figura 16)*.

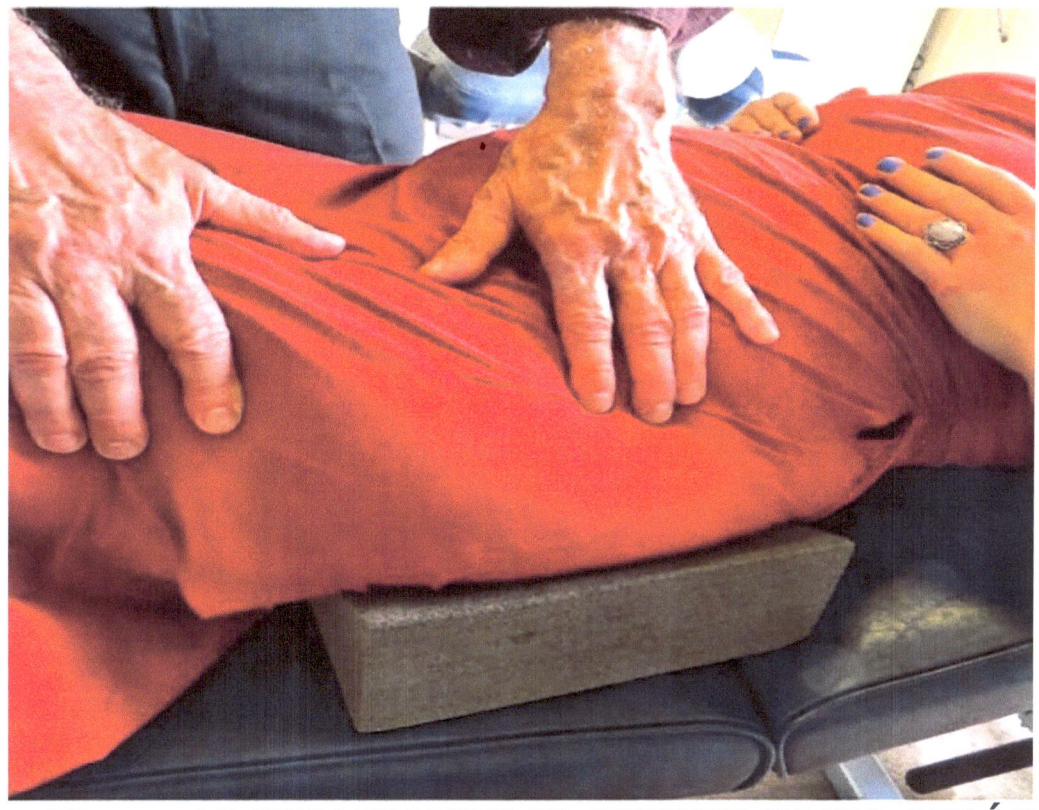

Figura 15 REALIZANDO EL EMPUJE HACIA ATRÁS
La mamá tendrá un cojín o soporte debajo de la parte posterior o el lado hacia atrás

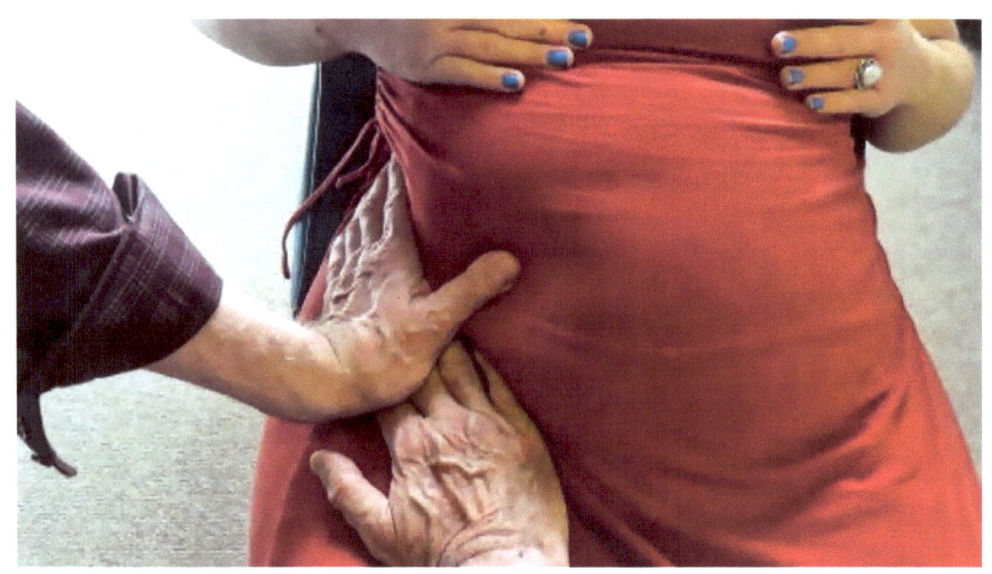

Figura 16 EJECUTANDO EL EMPUJE HACIA ATRÁS
Empujes suaves y repetitivos se hacen en el lado que está hacia al frente hacia la parte posterior de la mamá en un ángulo hacia la línea media del cuerpo

REVALUACIÓN

Tanto el empuje hacia atrás como el tirón de la pierna se realizan hasta que la evaluación demuestre que la sínfisis púbica está alineada y sin dolor *(ver figura 17)*. Por favor compare la Figura 10 a la Figura 20. Admito que esto puede ser bastante sutil, especialmente a medida que procede el cuidado. Ternura en conjunto con movimientos limitados son indicadores de patrones de protección debido a articulaciones afligidas.

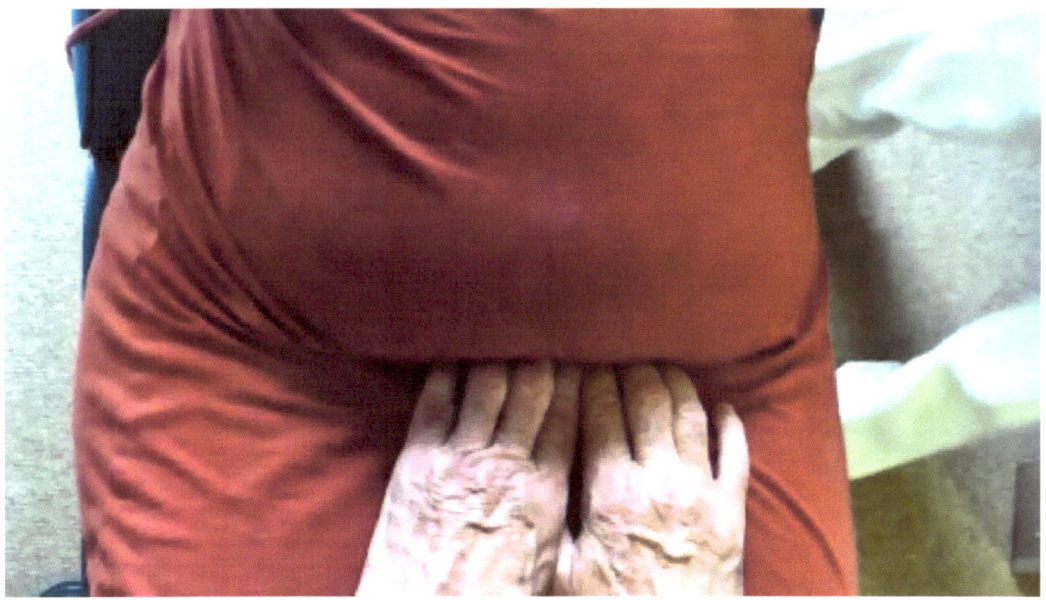

Figura 17 REVALUANDO, LUEGO DE NIVELA

Los huesos púbicos alineados. Las manos del ayudante van sobre una articulación alineada, lisa y sin dolor.

El objetivo aquí es que los huesos púbicos estén alineados. Se riguroso; elimina la mayor cantidad de dolor posible. Necesitamos perfectamente alineados tanto los componentes superiores como los anteriores de los huesos púbicos. En este punto de vista, el paciente está siendo evaluado para alguna desalineación de frente hacia atrás o anterior-posterior. Esto muestra una sínfisis púbica alineada y sin dolor—una gran diferencia a la condición que presentaba.

Esto es crítico; el deslizamiento hacia arriba de los huesos de la cadera es el más doloroso de los patrones de desalineamiento. Cuando los huesos púbicos están nivelados a través de la parte superior, esto causa una relajación de la pared abdominal. Adicional, la madre muchas veces puede sentir el bebé desplazándose nuevamente hacia el medio de la barriga. En la figura 17 se puede observar una sínfisis púbica alineada y sin dolor.

El patrón en el caso de este paciente fue más arriba en el lado izquierdo. El ultrasonido mostró al bebé halado completamente hacia el lado izquierdo. Al alinear su pelvis, ella sintió al bebé desplazarse nuevamente al medio de su abdomen.

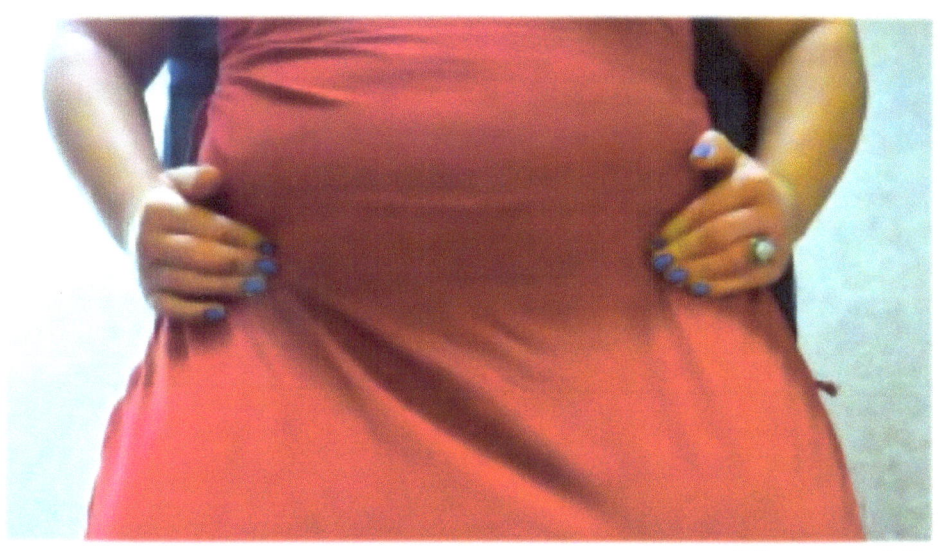

Figura 18
REVALUANDO EL LADO SUPERIOR O MAS ALTO
El alineamiento del EIAS se ve bien.
Compare esto a las Figuras 7 y 8 que se encuentran debajo.

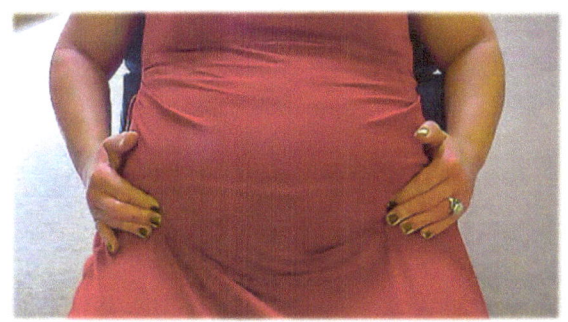 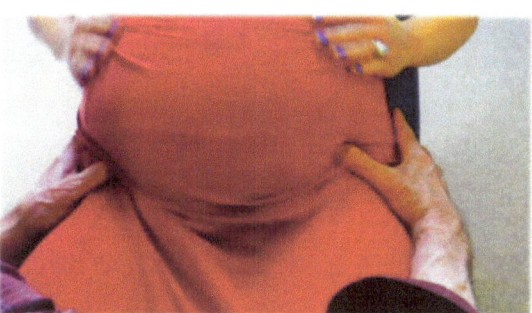

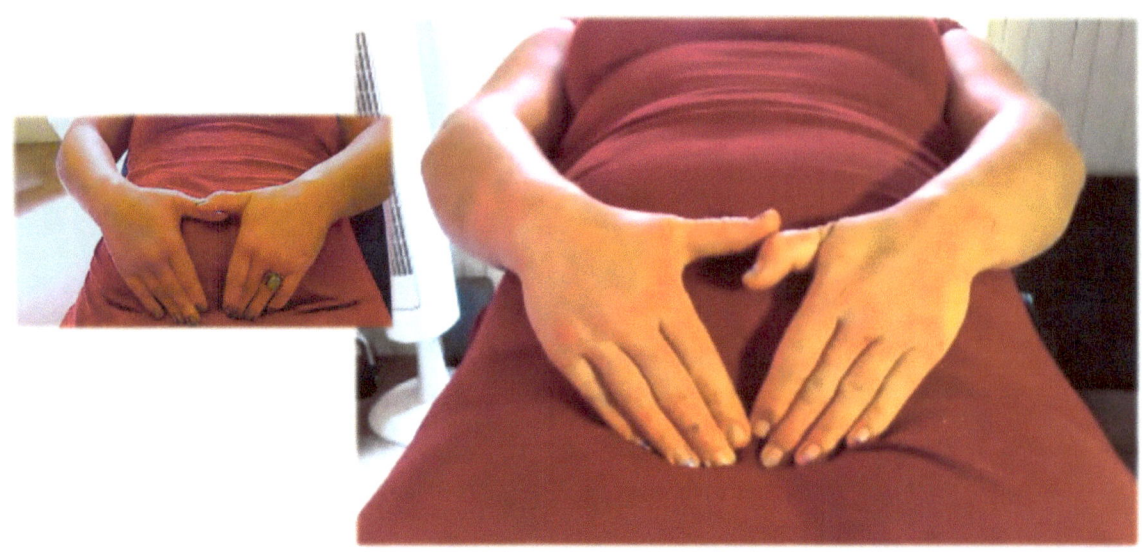

**Figura 19 AUTOREVALUACIÓN
DE LA SÍNFISIS PÚBICA ANTERIOR**

*El paciente puede contactar la superficie anterior de su sínfisis púbica para detectar ternura o dolor y síntomas de desalineamiento. En este punto, no hay dolor para mamá.
Compare esto a la Figura 9, arriba hacia la izquierda.*

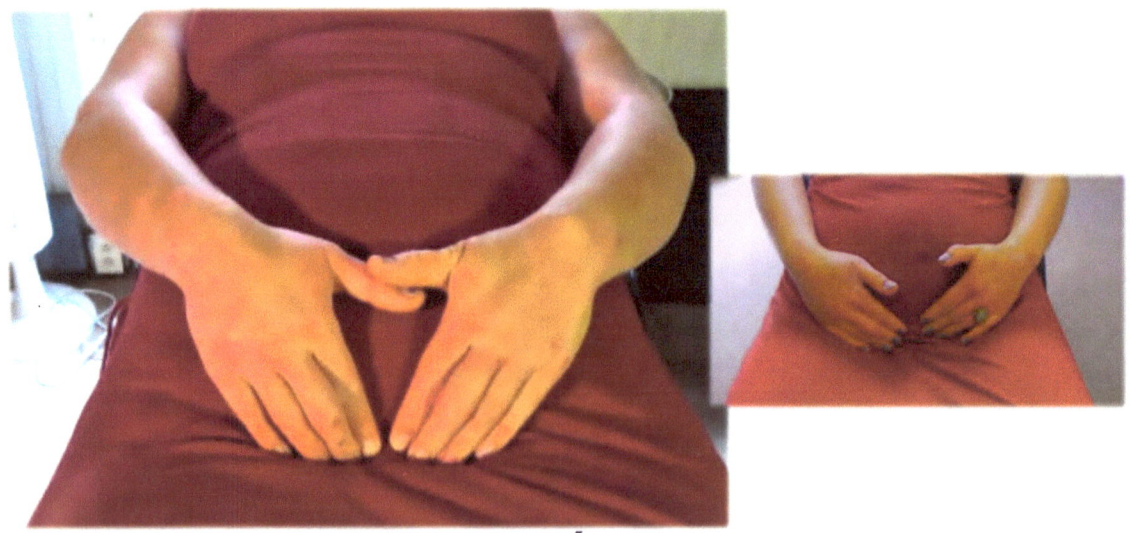

**Figura 20 AUTOREVALUACIÓN
DE LA SÍNFISIS PÚBICA SUPERIOR**

Esta mamá puede autoevaluar el desplazamiento superior de su sínfisis púbica, aunque en las últimas etapas del embarazo puede que esto ya no se posible. Compare esto a la Figura 10, arriba hacia la derecha.

MANEJO DE LA PELVIS DURANTE EL EMBARAZO

El patrón para la mayoría de las mujeres con problemas de dolor y movilidad durante el embarazo es que el lado superior (determinado por la posición boca arriba) va a tener el útero, y por consecuencia, al bebé, desplazados hacia este lado. Dependiendo de la inclinación pélvica, el desplazamiento puede poner al feto en contacto con el músculo psoas. La función de este músculo es levantar la pierna. Por lo tanto, algunas madres tendrán mucho trabajo caminando y manteniéndose paradas.

A mamá se le puede enseñar cómo hacerse una autoevaluación y monitorear su comportamiento y los patrones resultantes de su desalineamiento. La madre en esta foto tiene dos hijos pequeños y está embarazada con su tercero. Hay muchas maneras en la cual ella se puede lastimar. Tenemos las siguientes metas con estos protocolos:

1. Queremos que su pareja, o quien sea que la esté ayudando, se mantenga haciendo el tirón de pierna, y el empuje hacia atrás de cadera para mantener la pelvis nivelada. La razón principal es para el beneficio de mamá. Ella necesita tener su habilidad usual para poder caminar con dolor mínimo. Esta es la regla universal: **si mamá no está feliz, nadie está feliz.**

2. Queremos que el bebé esté cómodo, teniendo el movimiento necesario de la madre caminando y siendo activa. El bebé prospera cuando esto ocurre; cuando la mamá está angustiada, el bebé está angustiado.

3. Necesitamos que su pareja tenga el conocimiento necesario para mantener la pelvis de la madre alineada, no tan sólo durante todo el embarazo, sino también durante el parto y nacimiento del bebé.

Pienso que la mayoría de las dificultades durante el parto y el nacimiento del bebé son debidas a que la pelvis maternal está desnivelada o desalineada. Nosotros sabemos que una pelvis desnivelada y su relación al parto y nacimiento del bebé no es comprendido por las comadronas y los obstetras ginecólogos. Nuestra experiencia es que, para una gran cantidad de nuestros pacientes, cuando la pelvis está nivelada durante el parto, este puede ocurrir más rápido.

Nosotros recomendamos que la nivelación de la pelvis tenga lugar al menos tres veces al día, si es posible: temprano en la mañana, a mediodía o lo más temprano posible en la tarde, y luego a la hora de acostarse. Como regla general, en el tercer trimestre, yo recomiendo evitar sentarse en sofás suaves, en el piso, en cualquier lugar en el cual se hunde el cuerpo o que se tenga que girar y subir para ponerse de pie. Esto podría significar que no puede darse un baño de tina. Esto es parte del manejo de una pelvis inestable, por lo tanto, modificaciones en nuestros hábitos y comportamientos personales deben ocurrir. Es mejor para la paciente sentarse, encaramarse en un taburete o tomar los cojines del sofá y ponerlos en la silla de la cocina de modo que sus caderas se encuentren más arriba que sus rodillas. Esto es especialmente importante si la paciente sufre adicionalmente de lesiones en la muñeca o el hombro. Empujar y manejar su posición durante el estado avanzado del embarazo es un factor que puede crear lesiones adicionales a la parte superior del cuerpo.

Inestabilidad pélvica, si ocurre antes del embarazo, podría ser un problema de por vida. La hormona relaxina influenciará la estabilidad pélvica por semanas o meses luego del parto. Este periodo de tiempo se alarga con cada embarazo. El trabajo adicional que requiere el cuidado del bebé seguido por el cuidado de niños puede disponer a la paciente al dolor crónico.

UNA HISTORIA

Hace unos años atrás, mi hija Rachel llegó a la casa que alquilamos frente a la playa y no se podía bajar del auto sin ayuda. Ella estaba supuesta a dar a luz en cuatro días. Apenas podía pararse o caminar. Mientras comenzaba a caminar a la puerta principal, la dirigí hacia la acera justo al lado de la casa y luego a la cubierta en la parte trasera en donde había una mesa quiropráctica lista para ella. Necesitaba ayuda para llegar a la mesa. La colocamos en una posición inclinada boca arriba (ver Figura 6). Procedí a evaluarla y luego le pregunté a su pareja, Randall, que confirmara mis hallazgos. Rachel se encontraba en una angustia severa y su sínfisis púbica estaba significativamente desalineada. Al palpar sus EIAS, noté que este se encontraba más arriba en el lado izquierdo. Palpación de su sínfisis púbica mostró que esta se encontraba anterior en el lado derecho. Luego, yo le enseñé a Randall como hacer el tirón de pierna en su lado izquierdo y el empuje hacia atrás en su lado derecho. El repitió esta maniobra cinco a seis veces, luego volvió a evaluar la sínfisis púbica hasta que no repitió esta maniobra cinco a seis veces, luego volvió a evaluar la sínfisis púbica hasta que no hubiera ternura y los huesos estuvieran alineados anteriormente (al frente) y superiormente (en la parte de arriba). Las EIAS estaban niveladas. Entonces la hicimos rodar sobre su lado derecho para sentarse. Teniendo en cuenta que su lado izquierdo se encontraba más alto y no queremos que cargue ese lado con cambios de posiciones o levantando objetos. Esto es un asunto muy importante en su manejo de cuidado. En ese momento, Rachel fue capaz de levantarse y caminar, sin angustia alguna. Ella hizo unas cuantas sentadillas profundas, declaro estar bien y luego salieron a dar un paseo por la playa. Hice que Randall practicara unas cuantas veces más durante el fin de semana. Martes en la mañana dio a luz y nació el bebé en ocho horas. Tuvo un parto natural sin complicaciones. Poco después de llegar, me dijeron que Randall fue de gran ayuda para Rachel.

En tan solo cinco minutos de instrucciones y unas pocas sesiones de práctica, Randall pudo aprender estas técnicas simples, salvando a Rachel de mucho dolor y malestar antes, durante y después de su parto.

ANOTHER STORY

"Gina" vino a nuestra oficina en enero de 2015. Ella se quejaba mayormente de su tobillo, pie y pierna derecha. Adicional a esto, también padecía de dolor crónico de espalda baja y periodos menstruales muy dolorosos por el cual perdía cuatro a seis días de trabajo al mes debido a sangrados intensos y dolor. También nos contó que a sus 13 años (ahora teniendo 34 años) le habían dicho que tenía un útero bifurcado y nunca iba a poder concebir. Acababa de terminar de adoptar a su segundo hijo, que tenía 1 año de edad, y ya había adoptado a uno de 3 años y medio.

Comenzamos el cuidado con ella, tomando en cuenta todos sus problemas, incluyendo la nivelación de su pelvis. Su sínfisis púbica se encontraba significativamente desnivelada y tierna. En abril, me indico que su dolor menstrual había disminuido significativamente. En junio, me dijo que ya no sufría de dolores durante su periodo menstrual y su dolor crónico de espalda baja también había desaparecido.

En agosto, vino a la oficina, paro en la puerta de camino al área de tratamiento y anuncio: "¡Dr. Ruch, estoy embarazada y todo es tu culpa!"

Danielle nació en marzo de 2016

. . .

Estas maniobras pueden ser usadas para mantener a mamá feliz, de igual manera pueden ser usadas para el manejo de dolor crónico de espalda baja, períodos menstruales dolorosos e infertilidad.

SOBRE EL AUTOR

El Dr. William Ruch ha manejado una práctica privada de quiropráctica a tiempo completo durante treinta años. Obtuvo su licenciatura en Ciencias en Biología de la Universidad de San Francisco en 1975 y se graduó Cum Laude de Life Chiropractic College West en Hayward, California en septiembre de 1986. El Dr. Ruch ha sido autor de múltiples artículos científicos que han aparecido en revistas de quiropráctica. También ha sido autor de un libro de texto llamado: "Atlas de la fisiopatología espinal y pélvica, en el cual incluye fotografías de estudios de disección de cadáveres y radiología. En adición, ha sido autor de capítulos sobre la neuroanatomía autonómica de la subluxación vertebral o complejo de desalineamiento; publicado especímenes de cadáveres y fotografías radiológicas en otros libros de texto, desarrollado numerosas presentaciones con diapositivas y videos, e incluso ha inventado y patentado un dispositivo médico para el síndrome de túnel carpiano y otras lesiones por estrés repetitivo.

www.ingramcontent.com/pod-product-compliance
Lightning Source LLC
Chambersburg PA
CBHW051103180526
45172CB00002B/750